Schmerzfrei mit Quantenenergie

AF273252

Schmerzfrei mit Quantenenergie

Neue Techniken

Wolfgang Zimmer

Schmerzfrei mit Quantenenergie
Neue Techniken

© 2011 - Wolfgang Zimmer
1. Auflage
ISBN: 978-3-8423-2893-8

Herstellung und Verlag:
Books on Demand GmbH, Norderstedt
Alle Rechte liegen beim Autor

Wolfgang Zimmer ist Heilpraktiker für Psychotherapie und arbeitet in seiner Praxis in Süddeutschland. Neben anderen alternativen Behandlungsverfahren wie Lichtbahnen- und Edelsteintherapie gehört die Behandlung mit Quantenenergie seit Jahren zu seiner täglichen Arbeit mit psychisch und psychosomatisch kranken Menschen.

Hinweise

Dieses Buch ist ein kleiner Ratgeber zur Arbeit mit Selbstheilungsenergien, wobei Heilung nicht im Sinne einer medizinischen Behandlung zu verstehen ist. Es geht um die Aktivierung der Selbstheilungsfähigkeit des menschlichen Organismus. Diese Fähigkeit soll mit den dargestellten Verfahren und Techniken gefördert werden. Obwohl die dargestellten und ähnliche Verfahren gut erprobt sind, kann der Autor keine Garantie für Erfolge in der Anwendung übernehmen. Jeder Anwender von Energiearbeit muss seine Arbeit eigenverantwortlich gestalten. Wir weisen darauf hin, dass in Deutschland nur derjenige Krankheiten bzw. kranke Menschen mit dem Ziel der Therapie behandeln darf, der als Arzt, Zahnarzt, Psychotherapeut oder Heilpraktiker die entsprechende Erlaubnis besitzt. Achten sie also in ihrer Arbeit bitte auf das Einhalten der gesetzlichen Grenzen und Bestimmungen. Die Vorschläge aus diesem Buch sind in keinem Fall dazu gedacht, die sorgsame Behandlung durch einen Arzt oder Heilpraktiker zu ersetzen, auch dann nicht, wenn der Anwender selbst über eine gesetzlich geregelte Heilerlaubnis verfügt. Wir verstehen die Energieanwendung als angenehme und hilfreiche Ergänzung zu anderen Behandlungsverfahren. Wenn der Begriff Heilung hier im Buch verwendet wird, ist damit vor allem die Aktivierung der Selbstheilungskräfte gemeint. In Ermangelung eines anderen gängigen Begriffes für den Vorgang energetischer Verfahren aus dem Bereich der Geistheilung und aufgrund der leichteren Verständlichkeit, verwenden wir den Heilungsbegriff daher in diesem alltäglichen Sprachgebrauch und nicht im Sinne der Medizin.

Inhaltsverzeichnis

Vorwort

Seit Erscheinen meines ersten Buches zur energetischen Heilung *Quantenenergie in der Praxis*
erreichen mich immer wieder Anfragen zu spe-
ziellen Themen und Problembereichen. Das Interesse an der Schmerzbehandlung ist dabei besonders groß, was angesichts der Dauerbelas-
tung bei chronischen oder gar psychosomati-
schen Schmerzen leicht nachvollziehbar ist. Auch
in meiner Praxis spielt die Begleitung von
Schmerzpatienten eine erhebliche Rolle. Viele
Leserinnen und Leser berichten mir von deutli-
chen Erfolgen ihrer eigenen Quantenversuche.
Gleichzeitig erreichen mich viele Anfragen, ob es
für die Behandlung von Schmerzzuständen nicht
noch zusätzliche oder weiterführende Techniken
gäbe. Einerseits ist es nicht unbedingt erforderlich, anders zu behandeln als bei anderen Problemen. Andererseits muss ich zugeben, dass ich
selbst bei Schmerzpatienten inzwischen mit
komplexeren Techniken arbeite, wobei es sich
um Erweiterungen der bereits von mir und anderen beschriebenen Vorgehensweisen handelt.
Mit diesem kleinen Ratgeber möchte ich daher
erneut einen Teil meiner Erfahrungen weiter
geben und allen Interessierten zur Verfügung
stellen.

Schmerzen - (k)ein Problem wie jedes andere

Jede Erkrankung hat ihre Besonderheiten. Und genau diese müssen bei der Behandlung auch berücksichtigt werden. Natürlich gilt der Grundsatz, dass energetisches Ungleichgewicht oder besser gesagt die fehlende Harmonie des Organismus der Nährboden jeder Krankheit darstellt. Aus energetischer Sicht und aus Sicht der Heilung mit Hilfe quantenenergetischer Verfahren spielt es also nicht unbedingt eine große Rolle, um welche Erkrankung es sich handelt. Warum müssen die Eigenarten einer Krankheit bei ihrer Behandlung also überhaupt berücksichtigt werden?

Jeder ernsthafte Anwender der Quantenheilung weiß, dass wir hier nicht von Wunderheilung oder Blitzheilung sprechen. Wir benötigen also meistens mehrere Sitzungen und wenden die Quantenenergie oft als ergänzendes oder begleitendes Verfahren an. Wenn also nach einer Behandlung nicht alle Symptome und Probleme verschwunden sind, wirkt sich die Krankheit weiter aus. Viele Krankheitszustände führen zu einem hohen Suiziddruck, weil Betroffene in ihrem Leid den Ausweg im Tod sehen oder ein so starkes Bedürfnis nach Ruhe und Entlastung oder Schmerzfreiheit haben, dass sie über das Beenden des eigenen Lebens nachdenken. Abnutzungen oder Veränderungen, die zu Schmerzen führen, beispielsweise Arthrose, verwandeln sich nicht einfach in funktionierende und gesunde Körperregionen, nachdem wir sie einmal behandelt haben. Heilung benötigt Zeit. Energetische Veränderung mit Hilfe von Quantenheilung bietet den Boden für eine heilsame Entwicklung. Doch genau diese braucht nun mal Zeit.

Die Kenntnis von den körperlichen und psychischen Bedingungen einer Erkrankung oder eines Schmerzsyndroms spielt also bei der Behandlung und Begleitung von Menschen eine bedeutende Rolle, denn wir müssen wissen, was sie erleben und durchmachen, auch und gerade in der Phase der Heilung. Schmerzen nehmen hierbei eine Sonderstellung ein, weil es sich in den wenigsten Fällen um die Hauptsymptomatik handelt. Wir müssen nach den Ursachen fragen, um zu sehen, warum die Schmerzen da sind. Natürlich beflügelt die Quantenheilung alle Selbstheilungstendenzen. Doch stellen wir uns einmal vor, ein Mensch, der sich ein Bein gebrochen hat, käme in unsere Praxis, um eine Schmerzbehandlung mit Hilfe der Quantenheilung zu erfahren. Er ginge mit dem gebrochenen Bein wieder nach Hause und würde schlimme Folgen erleiden, wenn das die einzige Behandlung gewesen wäre. Warum erzähle ich Ihnen das so? Vielleicht denken Sie nun, es sei selbstverständlich, das gebrochene Bein zu schienen oder in Gips zu legen. Mag sein, doch was ist mit Bauchschmerzen, was mit Gelenkschmerzen oder Kopfschmerzen?

Worauf ich größten Wert lege, ist das gründliche Abklären von Schmerursachen durch Fachpersonal. Das erfordert eine ärztliche Untersuchung und Diagnostik. Kann der Arzt keine körperliche Ursache für die Schmerzen finden, so bleibt es Aufgabe eines Psychotherapeuten oder eines Heilpraktikers für Psychotherapie die psychische Verursachung festzustellen. Erst nach erfolgter Diagnostik macht eine Behandlung mit Quantenenergie überhaupt Sinn. Die Schmerzursachen verlangen in vielen Fällen medizinische Behandlung, Eingriffe am Bewegungsapparat oder gar Operationen, möglicherweise auch fundierte Psychotherapie.

Sind entsprechende Maßnahmen eingeleitet, so lohnt sich auch die Behandlung mit Quantenenergie. Sie kann Schmerzen auch dann lindern, wenn gravierende körperliche Ursachen dazu geführt haben. Sie kann außerdem chronische und psychisch bedingte (psychosomatische) Schmerzen lindern oder auflösen und natürlich einen Beitrag zur Heilung der eigentlichen Ursachen leisten.

Schmerzen produzieren immer einen hohen Leidensdruck und sind deshalb nicht mit anderen Problemen gleichzusetzen. Ihre Behandlung erfordert viel Einfühlungsvermögen und ein besonderes Vertrauensverhältnis zwischen Therapeut und Klient. Quantenheilung sollte immer auch mit anderen Verfahren kombiniert werden, entweder indem der gleiche Therapeut zusätzlich mit weiteren Verfahren arbeitet, was voraussetzt, dass er Arzt oder Heilpraktiker ist, oder indem ein anderer Therapeut den gleichen Klienten mit weiteren Techniken und Verfahren behandelt.

Denken Sie immer daran, dass es nicht darum geht, wer die beste Behandlung anwenden kann oder welcher Therapieweg der beste ist. Es geht vor allem darum, dem Klienten zu helfen. Wer die Arbeit mit Quantenenergie kennt, weiß sicherlich, dass sie eine Bereicherung ist. Ebenso weiß derjenige aber auch, dass sie kein Allheilmittel darstellt und nicht alle anderen Therapieverfahren ersetzen kann.

Ermutigen Sie also Ihre Klienten, die Schmerzursachen immer gründlich abklären zu lassen und auch für schulmedizinische oder andere alternative Verfahren offen zu sein und zu bleiben. Bieten Sie Ihre Möglichkeiten der Arbeit mit Quantenenergie als Ergänzung an und erleben Sie, wie sehr sie damit helfen können!

Übung: Einfache Synchronisation

Wahrscheinlich kennen sie bereits einige Möglichkeiten der Synchronisation. Wenn die Arbeit mit Quantenenergie für sie jedoch neu sein sollte, hören sie möglicherweise auch zum ersten Mal davon. Ich beschreibe Ihnen vorsichtshalber eine einfache Möglichkeit der Harmonisierung oder Synchronisation, beides ist ein und dasselbe, die wir dann anschließend in gemeinsamen Übungen zur Farbenkranz-Methode erweitern.

Übung

Setzen sie sich bequem hin und werden sie ruhig.

Nun achten sie auf das Gefühl in der rechten Hand.

- Wie fühlt sie sich an?
- Spüren sie ein Kribbeln?
- Ist die Haut gespannt oder relaxt?
- Fühlt sie sich warm an oder kühl?
- Spüren sie vielleicht sogar einen Pulsschlag in der Hand oder den Fingern?

Spüren sie einfach, wie sich die Hand anfühlt. Konzentrieren sie sich einige Minuten lang nur auf diese Hand!

Danach machen sie bitte das Gleiche mit ihrer linken Hand. Konzentrieren sie sich ganz auf die linke Hand und nur auf sie. Spüren sie, wie sie sich anfühlt. Machen sie das ebenfalls für einige Minuten.

Anschließend lenken sie die Konzentration wieder zur rechten Hand, diesmal etwas kürzer.

Und noch einmal zur linken Hand. Konzentrieren Sie sich nur auf die linke Hand und spüren sie, wie sie sich anfühlt.

Und nun probieren sie bitte, beide gleichzeitig wahrzunehmen. Achten sie auch wieder darauf, wie sich beide anfühlen. Spüren sie die Unterschiede und warten sie ab. Nehmen sie beide Körperteile einfach wahr und fühlen sie, was sie in beiden empfinden. Warten sie bis beide sich gleich anfühlen. Warten sie, bis sich die Gefühle beider Hände aneinander angleichen.

Übung: Einfache Farbenkranz-Synchronisation

Lassen Sie uns noch einen Schritt weitergehen. Als Besonderheit lasse ich die Visualisierung von Farben in die Schmerztherapie einfließen. Das hat jedoch nichts mit Farbtherapie zu tun. Die von mir gewählten Farben haben keine direkte Bedeutung für die Wirkung. Gerne können Sie mit anderen Farben arbeiten. Vielmehr kommt es auf die intensive Visualisierung an. Bei einer gelungenen Synchronisation kommt es ja vor allen Dingen darauf an, dass wir ganz in das Gefühl zweier Körperteile gehen und dementsprechend keine gerichteten Gedanken mehr haben. Ganz im Gefühl zu sein, bedeutet dann gleichzeitig, die ursprüngliche Energie fließen zu lassen und dies körperlich zu spüren. Als Gefühl sich angleichender Hände kommt dies zum Ausdruck. Seit Jahren arbeite ich an der Verbesserung und Erleichterung der Techniken, die uns dabei helfen, Quantenheilung zu ermöglichen. Dabei bin ich vor einiger Zeit schon auf die Möglichkeit einer zusätzlichen Visualisierung gestoßen. Es erfordert einiges an Übung, ganz in das Gefühl beider Hände zu gehen und gleichzeitig noch eine Farbe zu visualisieren. Doch wenn es gelingt, ist die Wirkung umso intensiver, weil die

Möglichkeit störender Gedanken damit nahezu ausgeschlossen ist. Selbstverständlich können Sie Menschen mit Schmerzen mit den Methoden behandeln, die ich in den beiden Büchern *Quantenenergie der Praxis* und *Quantenenergie in der Praxis 2* beschrieben habe. Das habe ich auch lange getan und war von Anfang an von der Wirkung und von dem Erfolg begeistert. Gerade aber diejenigen Klienten, bei denen sich der Erfolg nur sehr langsam eingestellt hatte, bei Schmerztherapie und auch bei anderen Behandlungen, haben mich nach immer neuen Möglichkeiten besserer Behandlungsmethoden suchen lassen. Schließlich habe ich für mich die Technik des Farbenkranzes entwickelt und festgestellt, dass dies gleichzeitig eine sehr anspruchsvolle und hochwirksame Methode ist. In diesem kleinen Ratgeber möchte ich diese Methode mit ihnen teilen.

Zunächst einmal ergänzen wir die einfache Synchronisation durch den Farbenkranz. Anschließend stelle ich Ihnen die Astralhandmethode der Synchronisation vor, die wir in einem weiteren Schritt ebenfalls mit dem Farbenkranz ergänzen. Stellen Sie sich bitte auf diszipliniertes Üben ein. Der spätere Erfolg wird zeigen, dass dieser Aufwand sich lohnt.

Übung

Setzen sie sich wieder bequem hin und werden sie ruhig.

Nun achten sie auf das Gefühl in der rechten Hand.

- Wie fühlt sie sich an?
- Spüren sie ein Kribbeln?
- Ist die Haut gespannt oder relaxt?
- Fühlt sie sich warm an oder kühl?
- Spüren sie vielleicht sogar einen Puls- schlag in der Hand oder den Fingern?

Spüren sie einfach, wie sich die Hand an- fühlt. Konzentrieren sie sich einige Minu- ten lang nur auf diese Hand! Danach ma- chen sie bitte das Gleiche mit ihrer linken Hand. Konzentrieren sie sich ganz auf die linke Hand und nur auf sie. Spüren sie, wie sie sich anfühlt. Machen sie das ebenfalls für einige Minuten.

Anschließend lenken sie die Konzentration wieder zur rechten Hand, diesmal stellen Sie sich bitte vor, sie wäre von einer roten Lichtkugel eingehüllt. Und noch einmal zur linken Hand, auch wieder für einige Minuten. Nur auf die linke konzentrieren! Stellen Sie sich vor, sie wäre in eine rote Lichtkugel eingehüllt.

Und nun probieren sie bitte, beide gleichzeitig wahrzunehmen. Achten sie auch wieder darauf, wie sich beide anfühlen. Spüren sie die Unterschiede und warten sie ab. Nehmen sie beiden Körperteile wahr und stellen Sie sich vor, wie ein Lichtbogen von einer zur anderen Hand führt und beide miteinander verbindet. Warten Sie ab, bis sich beide Hände gleich anfühlen und achten Sie darauf, dass Sie den Lichtbogen visualisieren.

Das ist nun wirklich nicht einfach. Es ist aber wichtig, die Visualisierung der Lichtkugeln und des Lichtbogens festzuhalten oder immer wieder herzustellen, falls Sie einmal abgelenkt werden oder die Konzentration nicht halten können. Verzweifeln Sie nicht, wenn es nicht sofort funktioniert. Wenn Sie es versuchen, geschieht bereits sehr viel Hilfreiches.

Übung: Astralhand-Synchronisation

Wenn ich in diesem Buch von Astralhand und von Aura spreche, so möchte ich keine neue Sichtweise der Quantenenergie einführen. Ich benutze diese Begriffe pragmatisch und bitte all diejenigen um Nachsicht, die vielleicht eine bestimmte spirituelle Glaubenslehre damit verbinden oder das, was diese Begriffe in anderen Zusammenhängen darstellen, als unvereinbar mit Quantenenergie betrachten. Ich erkläre ihnen einfach, was ich mit diesen Begriffen hier meine, und belasse es dabei.

Von den Astralreisen her kennen viele Menschen die Vorstellung, im Schlaf oder in Trance den eigenen Körper zu verlassen und als eine Art Geistkörper sich durch die Welt zu bewegen. Wenn wir uns nun einmal vorstellen, wir könnten das auch im wachen Zustand tun, dann wären wir dazu in der Lage, eine Art Energiekörper von unserem biologischen Körper abzutrennen. Natürlich besteht alles Materielle aus Energie. Insofern ist auch unsere biologische Hülle ein Energiekörper. Lassen sie uns etwas vereinfachen, um anschaulich zu machen, worum es geht. Einfach ausgedrückt behaupte ich einmal Folgendes: Wir besitzen eine biologische Hülle, die wir Körper nennen. Außerdem haben wir einen energetischen Körper, der sich in unserer biologischen Hülle und drum herum befindet. Für das Innere gibt es verschiedene Bezeichnungen, die aber immer nur einen Teil dessen beschreiben, was es tatsächlich ist. Unterbewusstsein oder Gefühlswelt sind zwei solche Begriffe. Für das Äußere wird häufig der Begriff Aura gebraucht. Der Einfachheit halber bezeichne ich einmal das gesamte als Astralkörper und seinen äußeren Teil als Aura.

Betrachten sie das bitte nicht als Glaubenslehre, und verwerfen sie es gerne. Mir kommt es nur darauf an, dass sie die Beschreibungen der Übungen verstehen, um diese dann selbst anzuwenden.

Lesen sie nun die folgende Übung und lernen sie die Methode der Astralhand-Synchronisation kennen.

Übung

Setzen sie sich bequem hin und atmen sie einige Male tief durch. Lassen sie ein wenig Ruhe einkehren und entspannen sie sich mit einigen weiteren Atemzügen.

Legen sie nun beide Hände locker auf ihre Oberschenkel. Konzentrieren sie sich auf beide Hände gleichzeitig und spüren sie, wie diese sich anfühlen. Spüren sie auch den Kontakt zum Oberschenkel. Entspannen sie die Muskulatur der Arme mit einigen Atemzügen.

Stellen sie sich nun bei geschlossenen Augen vor, dass sie beide Hände anheben und aufeinander zu bewegen bis sich beide Handflächen berühren. Lassen sie die Hände dabei auf den Oberschenkeln liegen. Stellen sie es sich nur vor. Gehen sie ganz langsam dabei vor. Warten sie auf das Gefühl, dass beide Handflächen einander berühren. Bewegen sie also Ihre Astralhände aufeinander zu, bis sie sich treffen.

Beenden sie die Übung, sobald sie den Kontakt beider Hände spüren.

Diese Übung ist nicht ganz so leicht. Ich weiß das und dennoch möchte ich sie dazu einladen, sie immer und immer wieder auszuprobieren, bis sie dieses Gefühl erreichen, dass beide Hände sich aufeinander zu bewegen oder sich treffen.

Meistens ist die Bewegung der beiden Astralhände viel schwieriger zu spüren als der Punkt,
an dem sie sich treffen. Verzweifeln sie nicht,
wenn es ihnen nicht gleich gelingen sollte. Wahrscheinlich haben sie bereits die Erfahrung ge-
macht, dass die meisten Übungen zur Quantenenergie doch recht gut zu trainieren sind. Bei der
Astralhand-Synchronisation ist es genauso. Alle
Ungeduldigen dürfen selbstverständlich bei ihren gewohnten Übungen bleiben. Alle Synchro-
nisationsübungen, die sie in meinen Büchern
oder bei anderen Autoren finden, erreichen frü-
her oder später das gleiche Ziel: die Freisetzung
der ursprünglichen Energie, die heilend wirkt.

Übung: Farbenkranz-Astralhand-Synchronisation

Gehen wir nun einen Schritt weiter. Hierzu ergänzen wir einfach die Astralhand-Synchronisation, indem wir die Visualisierung einer farbigen Lichtkugel hinzunehmen. Denken Sie bitte
daran, dass die gewählte Farbe kaum eine Rolle
spielt, es sei denn, sie verbinden selbst mit be-
stimmten Farben ganz bestimmte Wirkungen.
Wählen Sie dann eine Farbe, die sie mit Harmonie und Ruhe verbinden. In der Chakrenlehre
sowie in anderen Therapien, die mit Farben behandeln, wird gezielt mit der Wirkung bestimm-
ter Farben gearbeitet. Ich teile die Auffassung,
dass Farben eine hohe Eigenwirkung haben,
wenn sie beispielsweise zur Bestrahlung benutzt
werden. Ähnliche Wirkungen können selbstverständlich auch von visualisierten Farben ausge-
hen. Beim Farbenkranz geht es jedoch vor allem
darum, durch intensive Visualisierung die zielgerichteten Gedanken des Therapeuten auszu-
schalten. Es geht nicht um eine Übertragung der
Farbwirkung auf den Klienten. Sie können also
einfach ihre eigene Lieblingsfarbe benutzen. Je
angenehmer ihnen selbst die Vorstellung dieser
Farbe ist, umso einfacher ist es, sich darauf ein-
zulassen und in eine innere Harmonie zu gelan-

gen. Machen Sie nun die folgende Übung. Wiederholen Sie diese regelmäßig. Sie ist gleichzeitig Synchronisation und Behandlungstraining.

Übung

Setzen sie sich bequem hin und atmen sie einige Male tief durch. Lassen sie ein wenig Ruhe einkehren und entspannen sie sich mit einigen weiteren Atemzügen.

Legen sie nun beide Hände locker auf ihre Oberschenkel. Konzentrieren sie sich auf beide Hände gleichzeitig und spüren sie, wie diese sich anfühlen. Spüren sie auch den Kontakt zum Oberschenkel. Entspannen sie die Muskulatur der Arme mit einigen Atemzügen.

Stellen sie sich nun bei geschlossenen Augen vor, dass sie beide Hände anheben und aufeinander zu bewegen bis sich beide Handflächen berühren. Lassen sie die Hände dabei auf den Oberschenkeln liegen. Stellen sie es sich nur vor. Gehen sie ganz langsam dabei vor. Warten sie auf das Gefühl, dass beide Handflächen einander berühren.

Bewegen sie also Ihre Astralhände aufeinander zu, bis sie sich treffen. Sobald sie das deutliche Gefühl haben, dass beide Handflächen einander berühren, stellen Sie sich vor, dass eine farbige Lichtkugel beide Hände umgibt. Versuchen sie nun, beide Gefühle so intensiv wie möglich wahrzunehmen: die Berührung beider Hände und das Bild der farbigen Lichtkugel.

Konzentrieren sie sich etwa eine Minute darauf. Hierzu benötigen sie keine Uhr. Nehmen Sie einfach eine gefühlte Minute. Das genügt ganz sicher. Beenden Sie dann die Übung.

Ausführliche Beschreibungen verschiedener Visualisierungstechniken in der Arbeit mit Quanten Energie finden Sie auch bei der Autorin *Louise Baillet*, die in ihrem Buch *Hand drauf* die so genannte *Dreipunkt-Lichtmethode* beschreibt. Es handelt sich im Grunde genommen um die gleiche Technik. Außerdem empfehle ich die Vorträge von *Bruce Lipton*, die zum Verstehen energetischer Heilung beziehungsweise zum Verstehen der Wirkung von Energie auf Biologie und Physiologie besonders hilfreich sein können.

Behandlungstechnik: Farbenkranz 1

Ich erläutere Ihnen verschiedene Varianten der Farbenkranzmethode, ganz speziell für die Schmerztherapie. Grundsätzlich kann die Technik auch für die Behandlung anderer Probleme benutzt werden. Meiner persönlichen Erfahrung nach ist sie jedoch besonders für die Therapie von Schmerzen geeignet. Für mich ist sie inzwischen die Methode der Wahl bei Schmerzzuständen aller Art. In meinen Büchern *Quantenenergie in der Praxis 1 und 2* sowie *Angstfrei mit Quantenenergie, Nichtraucher mit Quantenenergie* und *Zwänge abschalten mit Quantenenergie* geht es auch um Affirmationen als positive Zielformulierungen. Das hat weiterhin Gültigkeit. Dennoch gehe ich bei der Behandlung von Schmerzen einen etwas veränderten Weg und möchte diesen mit Ihnen teilen.

Ich verzichte hierbei auf das schrittweise Vorgehen mit Zielaffirmationen und nehme das Wort *Harmonie* als einzige Affirmation. Denken Sie dieses Wort einmal, sobald Ihr Klient sich hinlegt. Legen Sie Ihre beiden Hände dabei mit den Handflächen aneinander, wie bei einem Gebet und üben Sie etwas Druck aus. Dann beginnen Sie mit der Behandlung. Alle vorgestellten Varianten können eingesetzt werden. Entscheiden Sie einfach nach einigen Versuchen, welche Ihnen am besten liegt.

Technik 1

Der Klient soll sich bequem auf eine Liege legen und die Augen schließen. Lassen Sie ruhige Musik laufen und warten Sie, bis der Klient seine Atmung verlangsamt. Das geschieht ganz von selbst.

Drehen Sie sich zur Liege und lassen Sie Ihre Armen seitlich am Körper herabhängen. Schließen Sie ebenfalls die Augen und machen Sie eine Kurzsynchronisation nach der Astralhand-Farbenkranzmethode. Stellen Sie sich dabei nicht vor, die Hände vor dem Körper aneinander zu legen, sondern stellen Sie sich vor, wie Sie mit der Behandlung beginnen und die Hände waagerecht über den Körper des Klienten halten. Sobald Sie das Gefühl haben, dass Ihre Hände sich über der Liege bzw. über dem Körper des Klienten befinden, ist die Synchronisation beendet und die Behandlung läuft bereits.

Halten Sie nun beide Hände tatsächlich waagerecht über den Körper des Klienten

---

und zwar über der schmerzenden Stelle. Wahlweise können Sie die Hände auch auf den Körper legen, ganz wie Sie wollen. Die Wirkung ist gleich.

Nun fühlen Sie sich ein. Spüren Sie beide Hände und stellen Sie sich vor, sie schieben beide Hände ineinander, sodass sie zu einer einzigen Hand verschmelzen. Stellen Sie sich gleichzeitig vor, beide Hände wären von Anfang an in einen Farbenkranz aus Licht eingehüllt. Dieser Lichtkranz sollte so groß sein, dass er Ihre Hände und die schmerzende Stelle des Körpers des Klienten (möglichst tief) einhüllt. Halten Sie sowohl das Gefühl der Hände als auch die Visualisierung des Farbenkranzes. Bleiben Sie in dieser Position bis Sie das Gefühl haben, dass beide Hände ineinander aufgehen.

Beenden Sie dann den Kontakt. Nehmen Sie Ihre Hände zurück und schütteln Sie diese etwas aus.

Wenn Sie abwechselnd mit aufgelegten und über dem Körper schwebenden Händen üben, werden Sie wahrscheinlich feststellen, dass es tatsächlich leichter ist, mit frei über dem Körper gehaltenen Händen zu behandeln. Die Vorstellung, dass die eigenen Hände ineinander gehen (Astralhandtechnik) ist in der Regel leichter, wenn die Hände des Therapeuten keinen Kontakt zu einem Körper oder Gegenstand haben. Bei aufgelegten Händen müssen Sie zuerst in das Gefühl des Abhebens der Hände kommen. Mit viel Übung geht auch das recht einfach. Machen Sie es sich aber nicht schwerer als notwendig!

Wenn Sie etwas Übung haben, sollte diese Anwendung etwa zehn Minuten dauern. Machen Sie also einfach noch einen zweiten und wenn Ihre Konzentration es zulässt einen dritten Durchgang in einer Sitzung. Das dauert dann etwa 40 Minuten insgesamt. Wenn das am Anfang zuviel ist, genügt ein einziger Durchgang. Mehr ist nicht unbedingt mehr. Sie müssen sich gut fühlen, sonst geht viel positive Wirkung verloren. Glücklicherweise müssen Sie aber bei „Behandlungsmängeln" nicht mit negativer Wirkung rechnen. Mir ist kein Fall bekannt geworden, bei dem ein energetischer Heilungsversuch Schmerzen oder andere Schwierigkeiten verschlimmert hätte. Allerdings gibt es auch viele wirkungslose Heilungsversuche, wenn Therapeuten zu abgelenkt sind oder eben nicht in den Zustand des reinen Bewusstseins kommen. Die Farbenranzvisualisierung hilft deutlich dabei, in den reinen Zustand zu kommen, der ursprüngliche und damit heilende Energie fließen lässt.

Empfehlung von Wolfgang Zimmer

Die Dreipunkt-Lichtmethode

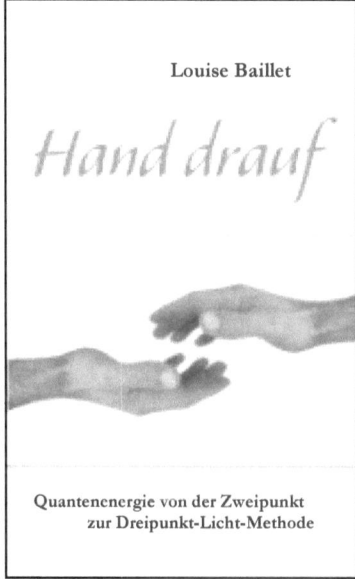

Heilung kann einfach sein, wenn wir lernen, loszulassen und auf die tiefe Kraft in unserem Organismus zu vertrauen. Dieses Buch zeigt ihnen einen schnellen Zugang zur Heilung mit Quantenenergie in Verbindung mit Meditation und Visualisierungen, die jeder leicht erlernen kann. Die Autorin, Medium und Therapeutin, beschreibt in diesem Buch die Methode der Dreipunkt-Licht-Methode der Quantenheilung. Diese Verbindung aus meditativer Visualisierung und energetischer Heilung ist neu und einzigartig.

Hand drauf! - ISBN 978-3-8423-5087-8

Behandlungstechnik: Farbenkranz 2

Ich halte es für wichtig, verschiedene Methoden oder Varianten der Behandlung anbieten zu können. Daher beschreibe ich in allen Büchern immer mehr als eine Möglichkeit. Natürlich ist es so, dass grundsätzlich alle wirken. Es kann nicht generell gesagt werden, dass die eine oder andere Variante besser oder nachhaltiger wäre. Die Gesamtwirkung hat sehr viel damit zu tun, wie intensiv sich der Therapeut auf die jeweilige Methode einlässt und wie stark er von ihr überzeugt ist. Meistens finden sich mit der Zeit bevorzugte Vorgehensweisen. Dennoch sollten auch sehr geübte Quantenheiler nicht nur mit einer einzigen Technik arbeiten. Behandeln Sie beispielsweise einen Klienten, der ein bestimmtes Problem hat, mehrmals mit der gleichen Methode, so kann es zu einer gewissen Gewöhnung kommen. Das klingt vielleicht merkwürdig. Wie kann eine Gewöhnung an ungehindert fließende Energie zum Nachteil werden?

Denken Sie daran, dass Quantenenergie keine Wunderheilung ist. Der Organismus des Klienten wird dazu angeregt, seine eigene Energie ungehindert zu entfalten. Das kann sein Organismus grundsätzlich immer tun, wenn er nicht durch Stress, ungünstige Gedanken und Glaubenssätze oder durch Einflüsse von außen davon abgehalten wird. Stress können wir mit Quantenenergie nicht wegnehmen. Ich habe schon mehrfach an anderer Stelle betont, dass auch die Veränderung der Lebensumstände bzw. der eigene Umgang damit eine Rolle spielt. Langfristige Befreiung von ungünstigen Denk- und Handlungsmustern ist erforderlich, um nicht immer wieder in die Stressfalle zu treten.

Bruce Lipton erläutert in seinen Büchern und Vorträgen sehr anschaulich, wie Stress dazu führt, dass wir selbst bei guten Umgebungsbedingungen krank werden können. Wir sind also in der Lage, energetisch im Ungleichgewicht zu bleiben, auch wenn uns mit Quantenheilung geholfen wird. Allerdings reagiert der Organismus des Klienten auf den Einfluss des Therapeuten und tendiert in die Richtung der ungehindert fließenden Energie. Durch Variation unserer Techniken vermeiden wir eine Gewöhnung. Behandeln wir einen Klienten mehrmals mit der gleichen Technik, so gelingt es seinem Organismus eher, im energetischen Ungleichgewicht zu bleiben. Wir müssen nichts Großes vollbringen, nichts Extravagantes tun. Doch die Veränderung der Technik mit jeder Sitzung ist wie eine Überraschung für das Energiefeld des Klienten, das sich dann leichter beeinflussen lässt. Der Klient erlebt die Sitzungen alle als sehr ähnlich. Er spürt die entspannende und wohltuende Wirkung und genießt den Augenblick. Entscheiden Sie selbst, ob Sie lieber mit einer oder wenigen Varianten behandeln oder ob sie sehr variabel sein wollen. Entscheidend ist und bleibt, dass Sie selbst ein gutes und stimmiges Gefühl beim Behandeln haben. Wenn Sie mehrere Techniken als angenehm empfinden, empfehle ich, zumindest zwei verschiedene zu benutzen und diese von Sitzung zu Sitzung abzuwechseln. Behandlung intensiver oder chronischer Schmerzen benötigt mehrere Sitzungen. Ich vereinbare in der Regel zehn Termine. Wer andere Bücher von mir gelesen hat, weiß bereits, dass ich Quantenheilung nicht als Wunder- oder Blitzheilung anpreise, sondern als eine von vielen Therapiemöglichkeiten. Arbeit mit Quantenenergie lässt sich auch sehr gut mit anderen Techniken verbinden, beispielsweise mit Hypnose, Akupunktur, Magnetfeldtherapie oder Reizstrombehandlung. Natürlich auch mit medikamentösen Verfahren.

Ich stelle Ihnen nun zwei weitere Techniken der Farbenkranzbehandlung vor. Probieren Sie einfach alle in Ihrer eigenen Praxis aus und beurteilen Sie dann, welche am besten zu Ihnen passt. Entwickeln Sie Ihr eigenes Konzept der Schmerztherapie in Kombination mit Ihren bisherigen Verfahren. Natürlich können Sie die vorgestellten Methoden auch als eigenständige Therapie-

sitzungen anbieten. Viele Klienten, die energetische Heilung suchen, werden ohnehin noch von
anderen Therapeuten behandelt, bei Schmerz-
syndromen häufig mit Medikamenten und anderen schulmedizinischen Verfahren. Quantenenergie kann hier ergänzend eingesetzt werden.

Technik 2

Der Klient soll sich bequem auf eine Liege
legen und die Augen schließen. Lassen Sie
ruhige Musik laufen und warten Sie, bis
der Klient seine Atmung verlangsamt.
Drehen Sie sich zur Liege und lassen Sie
Ihre Arme seitlich am Körper herabhängen.
Schließen Sie ebenfalls die Augen und machen Sie eine Kurzsynchronisation nach
der Astralhand-Farbenkranzmethode. Stellen Sie sich dabei nicht vor, die Hände vor
dem Körper aneinander zu legen, sondern
stellen Sie sich vor, wie Sie mit der Behandlung beginnen und die Hände waagerecht
über den Körper des Klienten halten. Sobald Sie das Gefühl haben, dass Ihre Hände
sich über der Liege bzw. über dem Körper
des Klienten befinden, ist die Synchronisation beendet und die eigentliche Behandlung kann beginnen.

Halten Sie nun beide Hände tatsächlich waagerecht über den Körper des Klienten und zwar über der schmerzenden Stelle. Wahlweise können Sie die Hände auch auf den Körper legen, ganz wie Sie wollen. Die Wirkung ist gleich.

Nun fühlen Sie sich ein. Spüren Sie beide Hände. Warten Sie, bis Sie beide Hände ganz deutlich fühlen und natürlich auch die Unterschiede in beiden Händen. Visualisieren Sie nun den Lichtkranz (Farbenkranz), der Ihre beiden Hände umgibt. Halten Sie nun eine Hand weiterhin über der schmerzenden Stelle und bewegen Sie die andere langsam in gleich bleibendem Abstand über den Körper des Klienten. Achten Sie darauf, dabei beide Hände deutlich zu spüren und weiterhin den Farbenkranz zu visualisieren. Dieser zieht sich natürlich mit beiden Händen auseinander. Stellen Sie sich das in Ihrer Visualisierung so vor, als wenn beide Hände von einer Lichtkugel umgeben sind und zwischen beiden Händen ein Lichtstrahl oder Lichtbogen Verbindung hält. Bewegen Sie Ihre Hand nur über dem Körper und beenden Sie die Bewegung spätestens am Kopf oder an den Füßen.

> Halten Sie beide Hände nun in dieser Position und warten Sie ab, bis sich das Gefühl in beiden aneinander angleicht.
>
> Beenden Sie dann den Kontakt. Nehmen Sie Ihre Hände zurück und schütteln Sie diese etwas aus.

Liebe Leserinnen und Leser, Sie haben die Arbeit mit Quantenenergie bisher immer als leicht kennen gelernt. Tatsächlich sind die meisten Techniken auch wenig aufwändig. Vielleicht fragen Sie sich jetzt, ob es wirklich erforderlich ist, diese Visualisierungen mit einzubeziehen, wenn es auch ohne dieses Hilfsmittel geht. Ich weiß, dass es am Anfang relativ schwer ist, tatsächlich auf das Gefühl in den Händen zu achten und zu visualisieren. Wir stehen hier vor dem gleichen Problem der ersten Synchronisationsversuche. Wir neigen nämlich dazu, zwischen einzelnen Wahrnehmungen hin und her zu springen und in ganz schnellem Wechsel auf das Körpergefühl in den Händen zu achten und dann das Bild des Farbenkranzes zu visualisieren. Das ist zunächst einmal kein Problem. Noch besser werden die Ergebnisse dann, wenn tatsächlich alles gleichzeitig wahrgenommen bzw. visualisiert wird. Es braucht jedoch Übung, Übung, Übung. Dennoch lohnt es sich. Ich möchte auch hierzu keine wissenschaftliche Erklärung abliefern. Ich bin mir auch nicht sicher, ob es diese wirklich in der Form gibt, dass alle Interessierten damit zufrieden wären. Ich gebe Ihnen mit diesem wie mit den anderen Büchern zur Quantenenergie meine Erfahrungen weiter. Nachdem ich die Farbenkranzmethode ausprobiert habe und bei vielen Klienten zum Einsatz gebracht habe, weiß ich, dass die zusätzliche Visualisierung vor allem die zielgerichteten Gedanken verhindert und so die Wirkung der Behandlung intensiviert.

Probieren Sie diese Technik bitte aus und verwerfen Sie sie gerne, wenn sie wirklich keinen Fortschritt bringen sollte. Wenn Sie selbst bereits mit quantenenergetischer Heilung gearbeitet haben oder sogar etwas geübt darin sind, wird Ihnen die Erweiterung der Techniken nach einiger Übung leicht fallen. Sie werden wahrscheinlich das Gleiche erleben, dass auch ich erfahren habe: intensivere und nachhaltigere Wirkung. Falls Sie bisher noch nicht mit Quantenheilung gearbeitet haben, empfehle ich Ihnen, zunächst einmal meinen kleinen Ratgeber *Quantenenergie in der Praxis - Sechs Schritte bis zur Heilung* zu lesen und bei Interesse auch die Fortsetzung *Quantenenergie in der Praxis 2 - Neue Übungen, neue Techniken* und sich mit den einfacheren Techniken vertraut zu machen. Sicherlich fällt Ihnen dann die Anwendung der Farbenkranzmethode leichter. grundsätzlich aber können Schmerzzustände natürlich auch mit allen anderen Vorgehensweisen der Quantenenergie behandelt werden, ebenfalls mit Erfolg.

Ich stelle Ihnen nun eine weitere ausgefallen Technik vor, die noch stärker in den Bereich des Visualisierens geht. Hierzu machen wir zunächst einmal eine Vorübung, die eine weitere Form der Synchronisation darstellt. Die Synchronisationsübung ist dann in einer Kurzform gleichzeitig der Einstieg in die Behandlung des Klienten.

Übung: Lichtkugelsynchronisation

Mit dieser Synchronisationsübung gehen wir einen Schritt weiter und nutzen die Visualisierungstechnik noch intensiver. Machen Sie diese Synchronisation als Einstieg in die anschließend geschilderte Farbenkranzbehandlung.

Übung: Lichtkugelsynchronisation

Stellen Sie sich mit geschlossenen Augen mitten in den Raum. Atmen Sie mehrmals ruhig und lange ein und aus.

Stellen Sie sich nun vor, dass Sie auf einem kleinen weißen Teppich oder auf einem Kissen stehen, das weiß leuchtet. Visualisieren Sie das Leuchten unter Ihren Füßen mit geschlossenen Augen. Stellen Sie sich nun vor, dass das Licht langsam durch Ihren Körper kriecht, von den Füßen bis zum Oberkörper und schließlich zum Kopf. Bis schließlich Ihr ganzer Körper erleuchtet ist. Achten Sie darauf, dass die Visualisierung sehr intensiv bleibt. Dehnen Sie nun langsam das Licht aus bis Sie in einer Kugel aus weißem Licht stehen. Halten Sie dieses Bild so intensiv wie möglich.

Wenn Sie bei der Vorstellung einer Lichtkugel angekommen sind, die Sie völlig
umgibt wie eine riesige Blase, so beginnen
Sie mit der einfachen Synchronisation beider Hände. Halten Sie die Visualisierung
der Lichtkugel dabei aufrecht.

Vielleicht fragen Sie sich ja, ob das noch Heilung
mit Quantenenergie ist. Ja, das ist es! Ich benutze
hier eine Technik aus der medialen Arbeit. Diese
Lichtmeditation ist eine Variante des *Sitting in
the Power*. Das soll hier nicht weiter vertieft
werden. Entscheidend ist, dass diese Visualisierung die zielgerichteten Gedanken, die sich mit
Therapiewirkung oder Veränderungswünschen
beschäftigen, abschaltet. Sie werden merken,
dass die Visualisierung wieder einmal eine kleine Herausforderung darstellt und wie sehr sie
die Konzentration beansprucht. Genau das ist
gewollt. Wenn Sie dann noch in der Lage sind,
eine einfache Synchronisation der Hände vorzu-
nehmen, werden Sie von der wohltuenden Wirkung und von den therapeutischen Möglichkeiten begeistert sein. Mit diesen Techniken gehe
ich natürlich weit über die Einfachheit der
Grundlagentechniken hinaus. Auch hier möchte

ich darauf hinweisen, dass das nicht erforderlich ist. Auch die einfachsten Verfahrensweisen bringen Erfolge. Doch ich möchte all meine Erfahrung mit Ihnen teilen und Ihnen diese Fortgeschrittenentechniken ans Herz legen. Mit diesen Methoden können Sie intensivere Erlebnisse haben und tief gehender und nachhaltiger behandeln. Probieren Sie es aus! Wie immer ist auch diese Technik relativ einfach mit ein wenig Übung. Versprochen!

Jetzt gehen wir noch einmal einen Schritt weiter und betrachten eine weitere Heilungstechnik, die mit dieser Synchronisation beginnt. Es ist eine sehr mediale Herangehensweise, die sich auch für Fernheilungen eignet. Für Fernheilungen gehen Sie genauso vor, wie ich die Technik beschreibe. Der einzige Unterschied besteht darin, dass die Distanz zum Klienten größer ist. Der Ablauf ist gleich.

Behandlungstechnik: Farbenkranz 3

Üben Sie bitte die Lichtkugelsynchronisation einige Male, bevor Sie mit dieser Heilungsmethode arbeiten.

Technik 3

Stellen Sie sich mit geschlossenen Augen neben die Liege, auf der Ihr Klient liegt. Atmen Sie mehrmals ruhig und lange ein und aus.

Stellen Sie sich nun vor, dass Sie auf einem kleinen weißen Teppich oder auf einem Kissen stehen, das weiß leuchtet. Visualisieren Sie das Leuchten unter Ihren Füßen mit geschlossenen Augen. Stellen Sie sich nun vor, dass das Licht langsam durch Ihren Körper kriecht, von den Füßen bis zum Oberkörper und schließlich zum Kopf. Bis schließlich Ihr ganzer Körper erleuchtet ist. Achten Sie darauf, dass die Visualisierung sehr intensiv bleibt. Dehnen Sie nun langsam das Licht aus bis Sie in einer Kugel aus weißem Licht stehen. Halten Sie dieses Bild so intensiv wie möglich.

Wenn Sie bei der Vorstellung einer Licht-kugel angekommen sind, die Sie völlig umgibt wie eine riesige Blase, so beginnen Sie mit der einfachen Synchronisation bei-der Hände. Halten Sie die Visualisierung der Lichtkugel dabei aufrecht.

Dehnen Sie nun die Lichtkugel immer wei-ter aus, bis Sie selbst und Ihr Klient, der auf der Liege liegt, innerhalb der Kugel sind. Halten Sie nun die Hände über den Körper des Klienten und machen Sie mit Technik 1 oder 2 weiter, wobei Sie die Visualisierung der Lichtkugel aufrecht erhalten.

Es spielt keine Rolle, wie weit Sie von der Lie-ge weg stehen. Selbst Fernheilungen sind auf diesem Wege möglich. Sie dehnen hierzu die Kugel einfach soweit aus, dass Ihr Klient mit-samt der Liege hinein passt. Visualisieren Sie die Anwesenheit Ihres Klienten auf einer Lie-ge direkt vor Ihnen. So können Sie auch auf große Distanzen die Schmerzen beeinflussen. Auch hier gilt: Probieren geht über Studieren!

Empfehlung von Wolfgang Zimmer

„Ein Blick hinter die Quantenenergie"

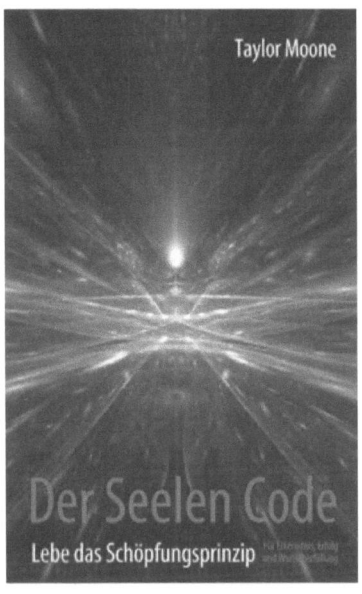

Taylor Moone stellt die menschliche Seele in den Mittelpunkt des göttlichen Schöpfungsplans. Mit seinen Ausführungen zum Wesen der menschlichen Seele, das er mit dem Seelen-Code greifbar macht, zeigt der Autor auf anschauliche Art und Weise, dass nicht Gott oder das Universum, sondern jeder einzelne Mensch die Schöpfung erfüllt. Die Seele selbst wird mit ihrem einfachen Code zum Grundprinzip der Schöpfung. Seine These besagt, dass jeder Mensch Glück, Erfolg und Wunscherfüllung erleben wird, wenn er den Seelen-Code erkennt.

Der Seelen Code - ISBN 978-3-8391-5363-5

Schlusswort

Wir sind schon am Ende dieses kleinen Ratgebers. Viele Seiten könnten mit Ideen und Philosophien zur Quantenenergie und zur Heilung mit ihren Methoden gefüllt werden. Sie wissen bereits, dass es mir auf Verständlichkeit und mehr noch auf schnelle Anwendbarkeit ankommt. Alles andere beansprucht nur Zeit.

Ich hoffe, dass ich auch mit diesem kleinen Büchlein den Freunden der Quantenheilung einen Gefallen tun und neue Impulse aufzeigen konnte. Ich möchte alle Leserinnen und Leser dazu auffordern weiter zu experimentieren und eigene Methoden oder Abläufe zu kreieren. Es ist leichter als viele glauben. Das Schöne ist, das wir mit dem Versuch einer quantenenergetischen Heilung nichts zerstören können. Im schlimmsten Falle wird dem Klienten in einer Sitzung nur wenig geholfen. Die Wahrscheinlichkeit, dass Sie mit eigenen Ideen zu ganz persönlichem Erfolg kommen ist sehr hoch. Achten Sie einfach darauf, mit Hilfe Ihrer Vorgehensweisen in einen Zustand zu kommen, in dem Pläne und Ideen für den Heilungsfortschritt des Klienten kaum Platz haben. Dann fließt die ursprüngliche Energie ganz von selbst und Heilung beginnt.

Allen Neueinsteigern der Quantenheilung empfehle ich dringend, wenigstens Quantenenergie
in der Praxis zu lesen. Dieser kleine und günstige
Ratgeber verschafft Ihnen die Grundlage des
einfachen Zugangs zur Quantenheilung. Ich habe
im vorliegenden Buch zur Schmerzbehandlung
bewusst darauf verzichtet, noch einmal zu erklä-
ren, dass es auf das reine Bewusstsein ankommt,
auf Gedankenstille und auf Loslassen von Ziel-
vorstellungen. Ich möchte das nicht in jedem
Buch wiederholen und damit die Stammleser
langweilen. Ich bitte um Nachsicht, falls Sie sich
erstmals mit Quantenenergie befassen und
möchte noch einmal auf das Grundlagenbuch
verweisen. Natürlich gibt es noch weitere Autoren zu diesem Thema. Den einen oder anderen
Hinweis finden Sie im Buch.

Und nun beginnen Sie bitte mit den Übungen
des Buches und lassen Sie sich auf neue Techniken ein! Der Erfolg wird sie bestätigen!